BEI GRIN MACHT SICH IHR WISSEN BEZAHLT

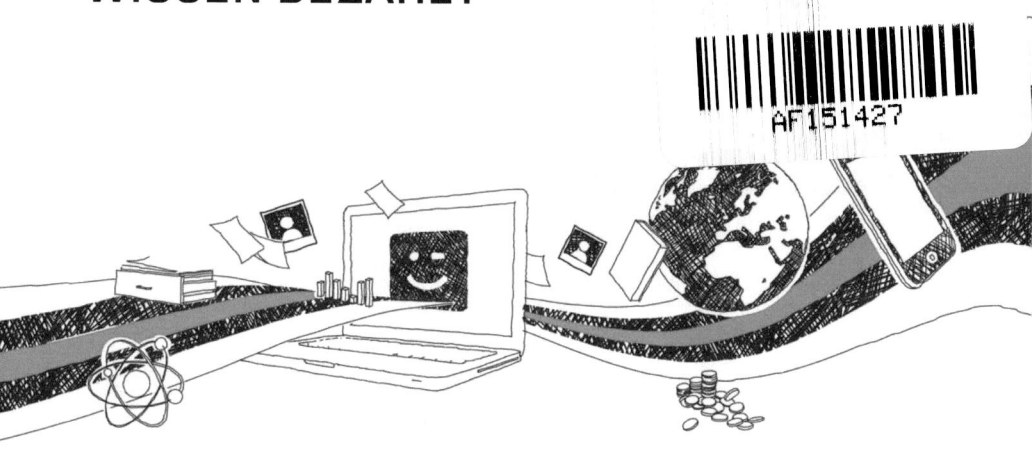

AF151427

- Wir veröffentlichen Ihre Hausarbeit, Bachelor- und Masterarbeit

- Ihr eigenes eBook und Buch - weltweit in allen wichtigen Shops

- Verdienen Sie an jedem Verkauf

Jetzt bei www.GRIN.com hochladen und kostenlos publizieren

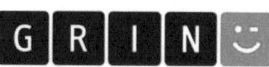

Nicolai Sternberg

Die Bedeutung von Zoonosen in der Reptilienhaltung für das "Public Health". Überblick und Bewertung des Gefahrenpotentials

GRIN Verlag

Bibliografische Information der Deutschen Nationalbibliothek:

Die Deutsche Bibliothek verzeichnet diese Publikation in der Deutschen National-
bibliografie; detaillierte bibliografische Daten sind im Internet über http://dnb.d-
nb.de/ abrufbar.

Impressum:

Copyright © 2014 GRIN Verlag GmbH
Druck und Bindung: Books on Demand GmbH, Norderstedt Germany
ISBN: 978-3-656-74373-6

Dieses Buch bei GRIN:

http://www.grin.com/de/e-book/280214/die-bedeutung-von-zoonosen-in-der-repti-
lienhaltung-fuer-das-public-health

Nicolai Sternberg

Public Health-Bedeutung von Zoonosen in der Reptilienhaltung. Überblick und Bewertung des Gefahrenpotentials

Inhaltsverzeichnis

Überblick der Zoonosen und Bewertung des Gefahrenpotentials

Die Zoonosen in der Reptilienhaltung sind immer wieder ein aktuelles Diskussionsthema. Vor allem gewinnt das Thema an Bedeutung durch die zunehmende Popularität der Reptilien als Haustier. Die Zahl der in Terrarien gehaltenen Reptilien nimmt stetig zu, damit steigt das Risiko möglicher übertragener Krankheiten und die daraus entstehende Bedeutung in Bezug auf Public Health. In dieser Arbeit werden zuerst der Begriff Zoonose definiert und dessen Bedeutung für die Arbeit eingegrenzt. Anschließend soll ein aktueller Überblick mit den bekannten Zoonoseerregern gegeben werden. Es werden Charakteristika, Epidemiologie beschrieben sowie Risiken und Prophylaxemaßnahmen für den Menschen erarbeitet bzw. bewertet.

Definition Zoonose: Zoonosen sind von Tier-zu-Mensch und von Mensch-zu-Tier übertragbare Infektionskrankheiten.

Es wird unterschieden zwischen Anthropozoonosen (Übertragungsweg von Mensch auf Tier) und Zooanthroponose (Tier auf Mensch) (Mutschmann, 2012, S. 26). Letztere sind Objekt dieser Arbeit.

Als mögliche Infektionserreger einer Zoonose kommen theoretisch Bakterien, Viren, Pilze, Prionen sowie die zu den parasitären Zoonosen gehörenden Protozoen, Helminthen und Arthropoden in Frage. Prionen wurden bisher noch nicht als Zoonoseerreger durch Reptilien beim Menschen beschrieben.

Zuerst sollen die parasitären Zoonoseerreger vorgestellt werden:

Protozoen

Kryptosporidien

Kryptosporidien sind einzellige Parasiten der Gattung Cryptosporidium (Protozoa : Apicomplexa : Conoidasida : Eucoccidiorida : Cryptosporidiidae). Sie wurden lange Zeit taxonomisch zu den Kokzidien gezält doch weisen sie viele Ähnlichkeiten zu den Gregarinen auf. Die Lebensweise jedoch ähnelt eher denen von Kokzidien. Sie haben eine direkte Entwicklung, also benötigen sie keinen Zwischenwirt, und führen dadurch zur möglichen Autoinfektion bzw. Superinfektionen. Sie können zwei verschieden Sorten von Oozysten bilden. Dünnwandigen Oozysten infizieren benachbarte Wirtszellen im Magen-Darm-Trakt, die dickwandigen Oozysten werden über den Kot ausgeschieden und können so neue Infektionsquellen in der Umwelt darstellen. Genetische Untersuchungen haben Gemeinsamkeiten mit Gregarinen ergeben, so wurde erst kürzlich bekannt, dass Kryptosporidien wie die Gregarinen keine Apikoplasten besitzen. Apikoplasten sind Zellorganellen, die plastidähnlich für die Fettsäuresynthese verantwortlich sind.

Das Fehlen von Apikoplasten als ein Angriffort von Triazinderivaten z.B. von Toltrazuril könnte das Therapieversagen dieser Wirkstoffklasse erklären (Schneller & Pantchev, 2011, S. 161).

Die relevantesten Arten sind *Cryptosporidium serpentis* und *saurophilum (Xiao u. a., 2004, S. 891)*. Kryptosporidien führen bei Reptilien vor allem bei Kornattern (Pantherophis guttatus) und Leopardgeckos der Gattung *(Eublepharis)* zu schweren Verlusten in den Beständen. Aber auch andere Spezies können erkranken. Betroffen Tiere zeigen Symtome im Magen-Darm-Trakt wie Inappetenz, Durchfall, und Vomitus (Graczyk, Fayer, & Cranfield, 1997, S. 348). *C. serpentis* und *C. saurophilum* sind nach derzeitigen Kenntnisstand nicht als Zoonose zu werten, doch besteht die Möglichkeit, dass carnivore Reptilien C. muris oder C. parvum, die durch Beutetiere aufgenommen wurden als Zoonoseerregerreservoir fungieren können. C. muris und C. parvum sind Kryptosporidien von Nagetieren und sind für Reptilien selbst nicht pathogen. Das Krankheitsrisiko ist für gesunde Menschen eher gering (Graczyk, Fayer, & Cranfield, 1996, S. 748).

Amöben

Häufiger werden freilebende Amöben im Kot von Reptilien gefunden, hier handelt es sich um Limaxaamöben der Gattungen Acanthamoeba, Naegleria und Hartmannella. Sie charakterisieren sich durch eine hohe Temperaturtoleranz (20-40 Grad). Damit sind sie potenziell fähig sich in Säugetieren zu vermehren und sind so als Gesundheitsrisiko in Form von Enzephalitiden für den Menschen anzusehen. Außerdem können sie Bakterien wie Pseudomonas, Chlamydien und Mykobakterien beherbergen.

Helminthen

Cestoden (Bandwürmer)

Sparganose

Erreger der Sparganose sind Cestoden der Gattung Spirometra. Endwirt stellen Säugetiere wie Hunde dar, die Eier über den Kot ausscheiden. Diese entwickeln sich zu Coracidien und werden vom 1. Zwischenwirt aufgenommen (Cyclops, Ruderfußkrebse, im Wasser lebend) wo sie die Entwicklung zum Procercoid durchmachen. Daraufhin machen sie eine weitere Entwicklung in einem 2. Zwischenwirt (Amphibien und Reptilien) zu Plerocercoiden (auch Sparganum genannt) durch. Der Mensch kann sich mit Procercoiden, sowie Plerocercoiden infizieren indem er Ruderfußkrebse oder rohes Amphibien- oder Reptilienfleisch oral aufnimmt. Eine weiterer Infektionsweg ist das Wandern der Larvenstadien nach Auflegen des rohen Fleisches auf Wunden des Menschen, eine Methode, die vor allem in Südostasien angewendet wird (Kölle, 2002, S. 108). Dies führt nicht selten zur okulären Sparganose. Das Zoonosepotential ist in der Terrarienhaltung von Reptilien unter den üblichen Bedingungen als minimal einzuschätzen und unter Einhaltung hygienischer Grundsätze leicht zu eliminieren (Schneller & Pantchev, 2011, S. 121).

Trematoden (Saugwürmer)

Alaria alata

Alaria alata ist ein Saugwurm der als Endwirte vor allem Hundeartige bevorzugt. Seine Metazerkarie, auch Dunker-Muskelegel genannt kann eine Zoonose darstellen. Die Adulten parasitieren im Dünndarm, reproduzieren sich hier und setzen Eier ab, die in die Umwelt mit dem Kot abgesetzt werden. Aus den Eier schlüpfen Mirazidien, die von Zwischenwirten aufgenommen werden. Die ersten Zwischenwirte stellen Schnecken (Planorbis) dar. In den Zwischenwirte erfolgt die Entwicklung zur Zerkarie. Diese Entwicklungsform verläßt die Schnecken um sich aktiv im Wasser fortzubewegen und den zweiten Zwischenwirt aufzusuchen. Hierbei handelt es sich um Kaulquappen oder Frösche. Hier wiederum erfolgt die Weiterentwicklung zu Mesozerkarien. Die Entwicklungsform in den Fröschen wird dann vom Endwirt z. B. einem Hund aufgenommen. Hier wandern die Mesozerkarien über Darm in die Lungen, entwicken sich zu Metazerkarien, werden wieder abgeschluckt und entwickeln sich wie oben beschrieben im Darm des Endwirts zu Adulten. Metazerkarien können sich auch in Transportwirten wie Reptilien oder eben dem Menschen bilden. Ihre Lokalisation ist jedoch nicht in der Lunge sondern in der Skelettmuskulatur und Fettgewebe und kann hier zu Schädigungen führen.

Auf Grund des indirekten Zyklus, dazu mit zwei verschiedenen Zwischenwirten ist die Bedrohung für den Menschen als Tierhalter fast ausgeschlossen. Ein höheres Risiko ist rein theoretisch in der Reptilienhaltung im Freiland mit Amphibien gegeben (Schneller & Pantchev, 2011, S. 185).

Arthropoden:

Pentastomiden (Zungenwürmer)

Pentastomiden wurden früher zu den Helminthen gezählt, doch werden sie heute eher in die Nähe der Tausendfüßer gestellt und somit als Arthropoden betrachtet. Noch gibt es viele Fragen zu Epidemiologie und Klassifizierung. Die beiden Gattungen Porocephalus und Armillifer benutzen Schlangen als Endwirt und stellen eine Infektionsquelle für den Menschen dar, der an der viszeralen Pentastomidiasis erkranken kann. Vor allem Menschen in tropischen Ländern wie Zentralafrika, und Ostasien, die mit Schlangen nahen Kontakt haben (Veterinäre, Arbeiter auf Schlangenfarmen) haben ein größeres Risiko sich mit Pentastomiden entweder durch Verzehr von unzureichend gegarten Fleisch von Schlangen (durch Zysten) oder durch den Umgang mit befallenen Schlangen (durch Eier oder Larven) zu infizieren. Porocephalus bevorzugen als Wirt vor allem Klapperschlangen sowie Agkistrodon, Armillifer hingegen Brillenschlangen, wo sie im Respirationstrakt der Schlangen parasitieren. Auch die Pathogenität für den Menschen wirft noch Fragen auf. Es wurden schon bei geringem Befall schwere Fälle mit tödlichem Ausgang beim Menschen beschrieben und hingegen bei starkem Befall das Fehlen von Symptomen beobachtet. Bei den meisten Fällen wurde auf eine genaue Identifikation der Pentastomiden verzichtet, daher ist es nicht möglich den Spezies unterschiedliche Pathogenitäten zuzuschreiben. Es ist davon auszugehen dass Pentastomiden für den Menschen eine ernstzunehmende Zoonose darstellen und dass auf sehr viel Vorsicht und gute Hygiene im Umgang mit möglichen Wirtstieren geachtet werden sollte (Mader, 2005, S. 1026).

Milben

Ein gefürchteter Ektoparasit in der Terrarientierhaltung stellt die rote Schlangenmilbe (Ophionyssus natricis) dar. Beim Menschen kann sie, nach Infektion über Kontakt mit befallen Tieren, zu Juckreiz sowie zur Übertragung vom Bacterium Aeromonas pseudophila führen, welches für Blutvergiftungen verantwortlich sein kann. Die Symptome bei Reptilien sind vor allem Juckreiz, Unruhe, Inappetenz, in schweren Fällen Anämie. Die Entwicklung der Entwicklungstadien von Ei zu Adulter Milbe dauert etwa 6 Tage, wobei die Lebensdauer einer Adulten Schlangenmilbe bis etwa 32 Tage beträgt. Durch gezielte Bekämpfung der Milben am Tier sowie auf jeden Fall auch des Terrariums sowie grundlegender Hygiene ist dieser Zoonose eher ein geringes Gefahrenrisiko für die menschliche Gesundheit beizumessen.

Mykosen

Zoonotische Mykosen werden in Dermatophytosen, Hefen und Schimmelpilzen untergliedert.
- Schimmelpilze:
Zygomykosen stellen Infektionen mit Schimmelpilzen der Gruppe der Zygomyceten dar. Hierbei handelt es sich teilweise um schnell und schwerverlaufenden Erkrankungen. Menschen erkranken meinst im Bereich des Gesichts, vor allem der Nasennebenhöhlen, des Respirationstrakts sowie Gastrointestinaltrakts. Die rhinozephale Form stellt das Eindringen ausgehend von den Nasenscheidewänden in das Gehirn dar. Schwere Verläufe können zu Nekrosen des Gewebes führen und dementsprechend lebensgefährlich sein. Betroffen sind meist immunsuppremierte Personen oder ältere Personen mit beeinträchtigter Gesundheit.
Zygomyceten (Jochpilze) sind schnellwachsende ubiquitäre Saprophyten in feuchten Biotopen. Sie können Fäuleerreger in Lebensmitteln sein oder auch in der Lebensmittelindustrie als Produktionsbestandteil als Fermentierer dienen. Die Vermehrung kann asexuell in Form von Sporangien und sexuell in Form von Sporen erfolgen. Die Sporen stellen infiziöses Material dar, das vom Menschen oral, aerogen oder durch Hautkontakt aufgenommen werden kann.
Aus erkrankten Reptilien mit Mykosen des Magendarmtrakt sind Schimmelpilze der Ordnung Entomophthorales isoliert worden zu denen auch Basidiobolus ranarum gehören, die für granulomatöse Erkrankungen des Menschen verantwortlich gemacht werden. Auch aus der Ordnung der Mucorales wurden Mucor sowie Rhizopus arrhizus bei kranken Reptilien isoliert.

Diese sind neben cutanen Mykoseformen für die oben genannte rhinozephale Form beim Menschen bekannt. Die Form der Mykose ist bisher bei Menschen mit gleichzeitiger Diabetes mellitus beschrieben (Mutschmann, 2008, S. 85).

Bisher wurden lediglich mögliche Krankheitserreger bei erkrankten Reptilien nachgewiesen, der direkte Zusammenhang von erkranktem Reptil zu infiziertem Mensch wurde bisher nicht belegt. Reptilien stellen sicherlich ein Potential dar zoonotische Zygomykosen zu übertragen. Daher sollte gerade bei erkrankten Reptilien verstärkte Vorsicht geboten sein. Eine gute Hygiene ist von Nöten sowie beim Handling Handschuhe und Mundschutz sind empfehlenswert (Mader, 2005, S. 1023).

Weitere Mykosen der Schimmelpilze, mit zoonotischer Bedeutung stellen Erkrankungen von Aspergillus dar.

Hierbei handelt es sich um einen Schimmelpilz der Gattung der Gießkannenschimmel. Der bekannteste Vertreter ist Aspergillus fumigatus, ein saprophytischer Pilz, der kosmopolitisch verbreitet ist und eines der insgesamt am weitesten verbreitesten Lebenswesen ist. Lange Zeit ging man davon aus Aspergillus würden sich nur asexuell fortpflanzen, neuere Untersuchungen weisen jedoch daraufhin, dass auch die sexuelle Vermehrung eine Rolle spielt. Aspergillus verstoffwechselt viele verschieden Substrate und ist auch in der Humanmedizin als Krankheitserreger bekannt. Beim Menschen treten vornehmlich Erkrankungen der Atemwege auf, mit Neigung zur Generalisation. Sie gelten sowohl als primäre wie auch als sekundäre Erreger. Hautmykosen treten nicht auf, wegen dem Fehlen von Enzymen, die die Hautbarriere durchbrechen können. Die Eintrittspforte ist meist der Atmungtrakt sowie Verletzungen. Im Atmungtrakt können dann sogenannte Aspergillome auftreten. Wie beschrieben ist der Pilz ubiquitär und weit verbreitet, eine Erregerexposition ist also schwer zu verhindern. Das Risiko zu erkranken steigt mit Anzahl der aufgenommenen Sporen und ist abhängig vom Status des Immunsystems. Vor allem immunsupprimierte Personen sind einem erhöhten Risiko ausgesetzt. Aspergillus wurde bei Reptilien bereits auf der Haut, in Verletzungen, in Lungen bei Schildkröten, Krokodilen, Schlangen und Echsen gefunden. Eine direkte Infektion auf den Menschen wurde noch nicht belegt, ist aber sicher nicht auszuschließen.

Der gleiche Sachverhalt gilt für Mykosen von Candindapilzen. Auch hier wurden Candida in Lungen und Lebern gefunden. Auch gilt Candida als Krankheitsverursacher beim Menschen. Doch ist der direkte Infektionsweg noch nicht dokumentiert.

Bei Candida handelt es sich um Hefepilze, also um Sprosspilze. Sie gelten als saprophytäre Haut-, und Schleimhautbewohner, ihre Verbreitung ist weltweit und ubiquitär. Am häufigsten handelt es sich um Candida albicans. Prinzipiell sind alle Organe empfänglich, meist treten Infektionen des Respirations-, und Verdauungstrakts auf. Es kommen auch Infektionen des Genitaltrakts, der Haut und der Harnorgane vor. Die Voraussetzungen für eine Erhöhung des Risikos für eine Infektion sind wiederum der Immunstatus.

Die letzte Gruppe sind die Dermatophytosen. Also Erkrankungen des Menschen mit

Dermatophyten, Fadenpilzen. Diese Fadenpilze ernähren sich von Kohlenhydraten und Kertatin auf der Haut des Wirts. Keratin kann mittels einem Enzym, der Keratinase gespalten und so verwertet werden.

Zu den wichtigsten Dermatophyten gehören Microsporum und Trichophyton. Bei beiden Erregern handelt es sich um lokale Infektionserreger. Betroffen ist lediglich die Haut und Hautanhangsorgane wie Nägel und Haare. Die Mykosen führen zu Follikulitis, Furunkulose und Haar-, oder Nagelverlust.

Auch diese Pilzerreger wurden auf der Haut von Reptilien bereits nachgewiesen.

Zusammenfassend ist zu sagen, dass bisher noch keine dokumentierte Fälle von Erreger-übertragungen von Reptilien auf den Menschen vorliegen, doch sind die Voraussetzungen sicher gegeben und dieser Übertragungsweg kann sicher nicht ausgeschlossen werden. Das Risiko ist dann erhöht wenn der Mensch vermehrt Sporen aufnimmt, es zusätzliche Eintrittspforten wie Hautverletzungen gibt und vorallem wenn es sich um Personen handelt, deren Immunsystem suppremiert ist. Hier gelten besondere Vorsichtmaßnahmen wie Mundschutz, Handschuhe sowie zusätzliche Desinfektionsmaßnahmen (Mader, 2005, S. 1024).

Virale Zoonosen

Die Bedeutung von Reptilien im Zusammenhang von viralen Erkrankungen für den Menschen sind noch Bestandteil von Forschungen und ist noch nicht endgültig geklärt. Viren, die Ursachen für Zoonosen darstellen wurden auch schon in Reptilien gefunden. Doch ist nicht geklärt, ob Reptilien wirklich als ernstzunehmende Reservoirs fungieren und in welchem Ausmaß sie an Seuchenausbrüchen beteiligt sind.

Die Western equine enzephalomyelitis (WEE) im deutschen Sprachgebrauch westliche Pferdeenzephalomyelitis, ist eine häufig tödlich verlaufende Erkrankung von Pferden, die wie alle Pferdeenzephalomyelitiden anzeigepflichtig ist. Sie ist eine Zoonose. Es handelt sich um den Western equine encephalitis virus (WEEV), ein Virus der Gattung der Alphaviren aus der Familie der Togaviren. Togaviren sind einzelsträngige RNA-Viren, die behüllt sind. Die Übertragung von Pferden auf den Menschen geschieht mittels Vektoren, zum einen durch Mücken der Gattungen Culex und Aedes zum aderen durch Zecken.

Der WEE-Virus wurde bereits in mehreren Gattungen von Schlangen festgestellt (Thamnophis, Coluber, Pituophis). In diesen Schlangen besteht eine temporäre Virämie, also eine Besiedelung von Viren des Wirtsblutes. Die Virämie ist saisonal und von Außentemperaturen abhängig. Bei höheren Außentemperaturen kann Virämie auftreten. In Studien wurde gezeigt, dass der Vektor Culex tarsalis im Stande war von virämischen Schlangen den Virus aufzunehmen und die Mücken so theoretisch als Vektor dienen können. Bei Seuchenausbrüchen werden bisher nur der Mensch, Pferde sowie Vögel in prophylaktischen Maßnahmen in Zuge der Seuchenbekämpfung und Prävention einbezogen, doch macht es sicher Sinn auch Reptilien in menschlicher Obhut, die im Außenbereich gehalten werden zu berücksichtigen. Das temporäre Verbringen eines solchen Bestandes in den Innenbereich könnte verhindern, dass die Tiere als Reservoir der Erkrankung dienen. Auch werden Reptilien als mögliches Reservoir für das Eastern equine enzephalitis-Virus diskutiert (Bingham u. a., 2012, S. 1140).

Eine weitere Viruserkrankung mit zoonotischem Potential ist das West-Nil-Fieber. Das West-Nil-Virus ist ein 1937 endecktes behülltes RNA-Virus aus der Familie der Flaviren. Das Virus kommt vermehrt in den tropischen Gebieten vor, weniger in gemäßigten Breiten. Auch für diese Erkrankung besteht Anzeigepflicht in Deutschland. Betroffen können Menschen, Pferde sowie Vögel sein. Vögel sind häufige Träger des Virus und können auch häufig tödlich erkranken. Auch in Reptilien wurden West-Nil-Viren gefunden. As Virus führt zu fieber, grippeähnlichen Symtomen und kann auch zu neurologischen Symptomen führen, wenn eine Enzephalitis und Myelitis vorliegt.

Die Erstbeschrebung des Virus geht auf 1937 in Uganda zurück, seitdem gabes mehrer Seuchenausbrüche in Afrika und Südosteuropa und seit 1999 auch in Nordamerika.

Als Vektor kommen vermehrt Mücken der Gattungen Culex und Aedes in Frage.

Es wurden bisher eine Spezies von Waranen (Varanus salvadori), Nilkrokodile, sowie ein Exemplar von Schildkröten (Clemmys caspica) als Träger von Viren beschrieben. Der Waran zeigte zudem auch neurologische Symptome. Inwiefern Reptilien als Reservoir von Vektoren genutzt werden und so zur Entstehung von Seuchen beitragen ist nicht bekannt, dafür ist die Rolle von Reptilien im Lebenszyklus des Virus und in der Epidemiologie noch nicht ausreichend geklärt. Bisher liegt der Hauptaugenmerk der Gegenmaßnahmen in den USA in der Bekämpfung des Vektors, also den Stechmücken. Hier werden Pestizide benutzt um die Übertragungen von Viren zu verhindern. Häufig sind trockene Klima Ursache für die Zunahme der Mücken, da in trockenen Zeiten die Kanalsysteme von Städten und Dörfern weniger durchgespült werden und so kleinere stehende Gewässer wie Pfützen entstehen, in denen gute Vorraussetzungen für die Vermehrung von Culexmücken herrschen (Mader, 2005, S. 1024).

Sicher machen auch die beim Western equine Enzepahlitis-Virus beschriebenen Maßnahmen auch beim West-Nil-Virus Sinn solange die Rolle der Reptilien nicht ausreichend geklärt ist.

Bakterielle Zoonosen

Die bakteriellen Zoonosen haben sicherlich die bedeutendste Stellung innerhalb der Zoonosen. Die Salmonellosen der Reptilien ist die Zoonose, die mit Abstand am meisten Aufsehen in der Öffentlichkeit erregte und auch immer noch häufig für Gesprächsstoff sorgt. Doch auch andere bakterielle Erreger sind als potentielle Zoonoseerreger zu betrachten.

Aeromonas

Aeromonas sind gramnegative Bakterien aus der Gruppe der Gammaproteobakterien. Sie sind oxidasepositive, fermentative Bakterien und kommen in Süßwasser wie Flüssen und stehenden Gewässern vor, sind in der Regel nicht begeißelt, also nicht motil, und zeichnen sich durch ihre anaeroben Fähigkeiten aus. Sie werden in mesophile (mäßige Umgebungstemperaturen bevorziehend) sowie in psychrophile (kälteliebend) Gruppen unterteilt. Begeißelte Aeromonas sind Aerophila hydromonas, denen als Krankheitserreger des Menschen Bedeutung zukommt.

Aeromonas haben auch Bedeutung als Krankheitserreger von Fischen, Amphibien und auch Reptilien. Bei Reptilien sind dies auch die schon beschriebenen Aeoromonas hydrophila. Beim Menschen sollen diese zu Gastroenteritiden führen können, eine Tatsache die noch nicht eindeutig geklärt ist, da gesunde wie auch erkrankte Personen diese Bakterien aufweisen können. Als Hospitalismuskeim ist Aeromonas hydrophila jedoch gefürchtet, da sie durch ihre anaeroben Eigenschaften in Krankenhäusern in wasserführenden Apparaturen, oder anderen feuchten Milieus oder Spülflüssigkeiten überleben können. Aeromonas ssp. wurden auf erkrankten sowie auf gesunden Reptilien teilweise als Bestandteil des normalen Maulflora (Alligatoren) nachgewiesen.

Reptilien, die in Aquaterrarien gehalten werden sind sicher vermehrt von Aeromnonas besiedelt. In diesen Fällen ist bei der Terrarienpflege auf erhöhte Hygiene empfehlenswert und selbstverständlich auch beim Umgang mit Krokodilartigen ist besondere Vorsicht vor Bissen und anderen Verletzungen durch diese Tiere geboten.

Campylobacter

Campylobacter sind gramnegative, mikroaerophile, begeißelte, eher schraubenförmige Bakterien, die oxidasepositiv sind. Sie haben vor allem Bedeutung bei Wiederkäuern als Aborterreger und einige Arten wie C. jejuni und C. coli gelten in der Humanmedizin als Erreger von Gastro-enteritiden. Der Mensch erkrankt vor allem nach Verzehr von rohen Lebensmitteln, die von Geflügel oder Rind stammen. Campylobacter stellen mit den Salmonellen die häufigsten zoonotischen Durchfallerreger dar. Im Bezug auf Reptilien gelten Campylobacter als nicht pathogen, wurden jedoch auch schon in Schildkröten (Terrapene bauri) nachgewiesen. Es ist also nicht auszuschließen, dass Reptilien als Reservoir fungieren, daher sollten Hygienerichtlinien eingehalten werden.

Darüber hinaus werden natürlich noch weitere Bakterien an oder in Reptilien nachgewiesen.

Citrobacter werden oft zusammen mit Aeromonas bei diversen Wasserschildkröten aus Panzerläsionen isoliert als Erreger von SCUD (Septicaemic Cutaneous Ulcerative Disease). Diese Erkrankung kommt durch schlechte Haltungsbedingen, schlechte Wasserqualität oder falsche Ernährung zustande und diese Spezies von Wasserschildkröten sind oft in Obhut von Kindern oder jungen Personen. Die Bakterien gelten als mögliche Erreger von Enterokolitiden und Durchfallerscheinungen.

Klebsiella und Proteus wurden in Echsen sowie Schlangen nachgewiesen. Diese Bakterien gelten ebenfalls als Durchfallerreger. Auch hier sollten die Hygienerichtlinien gelten.

Erysipelothrix rhusiopathiae ist eine baskterielle Erkrankung, die beim Menschen meist zu dermatologischen Symptomen führt, in schweren Fällen können aber auch Arthritis, Septikämien und Endokarditiden auftreten. Die Infektion erfolgt über Eintritt der Bakterien über Hautwunden oder Schürfungen. Bei Alligatoren wurden bereits diese Erreger festgestellt.

Yersinia enterocolica können beim Menschen verschiedene Symptome, meist Durchfälle, hervorrufen. Yersinia wurden bei Schildkröten nachgewiesen (Chelydra serpentina).

Pseudomonas, gramnegative Bakterien wurden in gesunden wie auch erkrankten Reptilien nachgewiesen. Sie gelten beim Menschen als Eitererreger und werden in Maulläsionen von Schlangen isoliert. Die Übertragung findet mittels Bissen oder anderem direkten Kontakt mit Schlangen statt.

Coxiella burnetti, bekannt als Erregers des Q-Fiebers, ist ein intrazellulär lebendes gramnegatives Bakterium. Das Bakterium weißt als Dauerform eine sehr hohe Tenazität auf und kann jahrelang vor allem in Zeckenkot überleben und infektiös bleiben. Beim Menschen kann eine Erkrankung zu Pneumonien, Hepatitiden sowie Durchfallerscheinungen führen. Coxiella wurde beim Königspython, Echsen sowie Schildkröten und auch bei wildlebenden Reptilien nachgewiesen.

Mycobakterien

Mycobakterien führen bei Reptilien oftmals zu Hautveränderungen chronischer Natur wie granulomatösen und nicht granulomatösen Läsionen, teilweise eitrig. Es können in schweren Fällen auch innere Organe betroffen sein. Mycobakterien sind säurefeste Stäbchen, die meist sehr schwer zu therapieren sind. Da diese Erreger auch humanpathogen sind, sollte es gut überlegt sein Therapien durchzuführen, da die Prognose für das Tier oft infaust ist. Amputationen von betroffenen Gließmaßen sind denkbar aber sonstige Therapieversuche sollten nicht unternommen werden. Auch die humanpathogenen M. marinum, M avium, M tuberculosis wurden an Reptilien nachgewiesen (Köhler, o. J., S. 85).

Erkrankte Reptilien sollten unter höchsten Vorsichtmaßnahmen und Hygiene behandelt werden (Soldati u. a., 2004, S. 388).

- Salmonellen:

Obwohl schon lange bekannt ist, dass Salmonellen im Zusammenhang mit Reptilien als Zoonoseerreger fungieren können, ist diese Thematik in den letzten Jahren in Deutschland verstärkt in den Vordergrund gerückt. Die Diskussion wurde selbst in großen Zeitungen aufgenommen und so in die Öffentlichkeit getragen. Die Tendenz in den letzten Jahren in Deutschland in Bezug auf eine wachsende Beliebtheit der Terraristik hat diese mögliche Gefahrenquelle noch weiter in das öffentliche Interesse rücken lassen. Gerade was die Einschätzung der Salmonellose aufgrund von Reptilienhaltung angeht, sollte man doch einen kritischen Blick beibehalten, da Sachlichkeit in den öffentlichen Diskussionen teilweise auf der Strecke bleibt (Gumpenberger, 2000, S. 55).

Salmonellen gehören zu den Enterobacteriaceae, dies sind meist darmlebende Bakterien, stäbchenförmig und gramnegativ. Die Systematik und Taxonomie der Salmonellen ist vielen Veränderungen unterworfen und man kann davon ausgehen, dass es auch in Zukunft Veränderungen und Neuklassifikationen geben wird. Heute werden molekulargenetisch 3 Spezies anerkannt, Salmonella bongori, S. enterica, S. subterranea. Es wird davon ausgegangen, dass alle Salmonellen potentiell humanpathogen sind .

Bei Reptilien werden Salmonellen regelmäßig als Teil der physiologischen Darmflora nachgewiesen, wobei auch Reptilien erkranken können (Hassl, Pfleger, & Benyr, 2001, S. 23). Mögliche Symptome sind meist Enteritiden oder Probleme in der Reproduktion. Inden USA wurden schon in den 70er Jahren des letzten Jahrhunderts der Verkauf von Wasserschildkröten untersagt die eine Panzerlänge von 4 Inches (10,2 cm) unterschreiten. Dies sollte verhindern, dass Kleinkinder ihre „süßen" Haustiere in den Mund nehmen könnten und so eine orale Infektion zu verhindern sei. Auch in Deutschland wurden vor allem von Terraristikgegnern Verbote und Maßnahmen gegen die Haltung von Reptilien gefordert. Eindeutige Studien, die diese Maßnahmen rechtfertigen liegen nicht vor (Hydeskov u. a., 2013, S. 291). Auch in den Zoonosetrendberichten vom Bundesministerium für Ernährung, Landwirtschaft und Verbraucherschutz sind von geringer werdenden Fällen von Salmonellosen trotz Zunahme der gehaltenen Reptilien die Rede. Es ist nicht zu verneinen, dass Salmonellen als Ursache für Salmonellosen beim Menschen in Frage kommen, doch ist nach heutigen Stand des Wissens das Risiko von Salmonelleninfektionen durch Haltung von Reptilien statistisch nicht signifikant gestiegen (Bertrand et al., 2008, S. 1). Eine gute Hygiene im Umgang mit Reptilien sollte aber stets eingehalten werden.

Abschließend ist über alle mögliche Zoonosen, für die Reptilien als Überträger in Frage kommen, zu sagen, dass deren Infektionsrisiko für den Menschen mit sehr einfachen hygienischen Maßnahmen zu minimieren sind. Für Einzelpersonen sind dies vor allem das Waschen den Hände mit Seifen, in besonderen Fällen auch mit antibakteriellen Desinfektionsmittel. Auch Kontaktgegenstände sollten desinfiziert werden. Der Kontakt von Hautwunden mit Reptilien sollten vermieden werden. Der orale Kontakt zu Reptilien z.B. in Form von in den Mund nehmen oder Küssen sollte vermieden werden. Säuglinge und Kleinkinder, sowie ältere und immungeschwächte Personen stellen eine Risikogruppe dar und sollten Kontakt vermeiden oder ausreichend aufgeklärt werden. Werden diese Maßnahmen befolgt, stellt die Reptilienhaltung kein größeres Risiko dar im Vergleich mit anderen Haustieren und ist nicht als besondere Infektionsquelle anzusehen.

Literatur

Beck, W., & Pantchev, N. (2014). *Praktische Parasitologie bei Heimtieren: Kleinsäuger - Vögel - Reptilien - Bienen* (Auflage: 2.). Schlütersche. S. 229-295.

Bertrand, S., Rimhanen- Finne, R., Weill, Fx. , Rabsch, W., Thornton, L., Perevosikovs,J.,van Pelt, W., Heck, M., (2008). Salmonella infections associated with reptiles: the current situation in Europe. *Euro Surveillance : Bulletin Europeen Sur Les Maladies Transmissibles = European Communicable Disease Bulletin, 13*(24), S. 1-6.

Bingham, A. M., Graham, S. P., Burkett-Cadena, N. D., White, G. S., Hassan, H. K., & Unnasch, T. R. (2012). Detection of Eastern Equine Encephalomyelitis Virus RNA in North American Snakes. *The American Journal of Tropical Medicine and Hygiene, 87*(6), S. 1140–1144.

Graczyk, T. K., Fayer, R., & Cranfield, M. R. (1996). Cryptosporidium parvum Is Not Transmissible to Fish, Amphibians, or Reptiles. *The Journal of Parasitology, 82*(5), S. 748.

Graczyk, T. K., Fayer, R., & Cranfield, M. R. (1997). Zoonotic transmission of Cryptosporidium parvum: Implications for water-borne cryptosporidiosis. *Parasitology Today, 13*(9), S. 348–351.

Gumpenberger, M. (2000). Mitt. Österr. Ges. tropenmed. Parasitol. *Reptilien und salmonellen aus veterinärmedizinischer Sicht, 22*, S. 55–58.

Hassl, A., Pfleger, S., & Benyr, G. (2001). Mitt. Österr. Ges. Tropenmed. Parasitol. *Salmonellen-Infestationen in Amphibien und Reptilien*, S. 23.

Hydeskov, H. B., Guardabassi, L., Aalbæk, B., Olsen, K. E. P., Nielsen, S. S., & Bertelsen, M. F. (2013). Salmonella Prevalence Among Reptiles in a Zoo Education Setting. *Zoonoses and Public Health, 60*(4), S. 291–295.

Kayser, F. H., Böttger, E. C., & Zinkernagel, R. M. (2010). *Taschenlehrbuch Medizinische Mikrobiologie* (Auflage: 12., überarbeitete und erweiterte Auflage.). Stuttgart: Thieme. S. 277-285.

Köhler, G. (o. J.). *Krankheiten der Amphibien und Reptilien.* Stuttgart (Hohenheim: Ulmer. S.85

Kölle, P. (2002). *Reptilienkrankheiten* (Auflage: 1.). Stuttgart: Kosmos Verlag. S. 108.

Kölle, P. (2013). *Die Schildkröte: Heimtier und Patient* (Auflage: 1.). Enke. S.144.

Mader, D. R. (2005). *Reptile Medicine and Surgery* (Auflage: 2 Revised.). St. Louis, Mo.: Elsevier Ltd, Oxford. S. 1017-1030

Mayr, A., & Rolle, M. (2006). *Medizinische Mikrobiologie, Infektions- und Seuchenlehre* (Auflage: 8., überarb. Aufl.). Stuttgart: MVS Medizinverlage Stuttgart. S. 462-554, 584-598.

Mutschmann, F. (2008). *Erkrankungen bei Schlangen: Vorbeugen und erkennen* (Auflage: 1., Aufl.). Frankfurt a.M.: Chimaira. S.83-86.

Mutschmann, F. (2012). Reptilia. *Salmonellen bei Amphibien und Reptilien- Die Bedeutung von Terrarientieren als Infektionsquellen für den Menschen*, (17(6)), S. 24–40.

Schneller, P., & Pantchev, N. (2011). *Parasitologie bei Schlangen, Echsen und Schildkröten: Ein*

Handbuch für die Reptilienhaltung (Auflage: 2., Aufl.). Frankfurt, M.: Chimaira. S. 180-185.

Soldati, G., Lu, Z. H., Vaughan, L., Polkinghorne, A., Zimmermann, D. R., Huder, J. B., & Pospischil, A. (2004). Detection of Mycobacteria and Chlamydiae in Granulomatous Inflammation of Reptiles: A Retrospective Study. *Veterinary Pathology Online, 41*(4), S. 388–397.

Xiao, L., Ryan, U. M., Graczyk, T. K., Limor, J., Li, L., Kombert, M., Lal, A. A. (2004). Genetic Diversity of Cryptosporidium spp. in Captive Reptiles. *Applied and Environmental Microbiology, 70*(2), S. 891–899.